PUBLICATIONS DE LA SOCIÉTÉ FRANÇAISE D'HYGIÈNE

OBÉSITÉ ET MAIGREUR

ESSAI D'HYGIÈNE PRATIQUE

PAR

LE Dr E. MONIN
ARCHIVISTE DE LA SOCIÉTÉ

« Il n'est pas nécessaire d'être ennuyeux pour être sérieux. »
ERNEST LEGOUVÉ.

PARIS
AU BUREAU DE LA SOCIÉTÉ
30, RUE DU DRAGON, 30

JUILLET 1882.

PRINCIPAUX TRAVAUX DE L'AUTEUR.

Essai critique sur la pathogénie et l'étiologie des oreillons. — *Th. de Paris.* — PARENT, 1877.

Essai sur les odeurs du corps humain dans l'état de santé et de maladie (*Reveil méd.*. 1880, nos 1 à 9).

Revue de Thérapeutique médico-chirurgicale, 47e, 48e et 49e années (en collaboration avec le Dr BARRAULT). 3 vol. grand in-8 de 700 pages.

Végétariens (*Journal d'Hyg.*, vol. VI, p. 121.)

Le Suicide (*Journal d'Hyg.*, vol. VI, p. 207; et *Rev. de Thér.*, 48e année, p. 565.)

Articles de critique hygiénique, d'analyse et de bibliographie (*Journal d'Hygiène*, t. VI et VII, *passim.*)

Feuilletons du *Moniteur de la Médecine*, 1880, 1881, 1882.

L'odeur du pus.
Hygiène de l'estomac. } Feuilletons du *Praticien*, 1881.
Edgar Poë, médecin.

Revues et mélanges divers, formules, etc., dans la *Revue de Thérapeutique*, le *Moniteur de la Medecine* et la *Ruche pharmaceutique* (1880, 1881, 1882).

Travaux de syphiliographie, de clinique et thérapeutique (1880, 1881, 1882) dans divers recueils méd.

L'épilepsie, sa curabilité (*Rev. de Thér.*, t. 48, p. 347.)

Les troubles menstruels (*Rev. de Thér.*, p. 453.)

Revue de toxicologie (*Rev. de Thér.*, p. 510.)

La question des eaux d'égout (*Rev. de Thér.*, p. 643.)

La blennorrhagie et ses microbes (*Rev. de Thér.*, t. 49, p. 60.)

Traitement chirurgical de la phthisie (*Rev. de Thér.*. p. 203, et *Art médical*, 21 mai 1882.)

Articles de vulgarisation médicale (1879, 1880, 1881, 1882), dans *Gil-Blas*, *Echo du Commerce*, *Hygiène pour tous*, *Hygiène pratique*, *Etoile française*, *Guide d'hygiène*, *Impartial*, *Vie domestique*, *Vie politique*, *Médecine populaire*, *Presse parisienne*, *Monde thermal*, *Revue critique*, etc., etc.

PUBLICATIONS DE LA SOCIÉTÉ FRANÇAISE D'HYGIÈNE

OBÉSITÉ ET MAIGREUR

ESSAI D'HYGIÈNE PRATIQUE

PAR

LE Dr E. MONIN

ARCHIVISTE DE LA SOCIÉTÉ.

« Il n'est pas nécessaire d'être ennuyeux pour être sérieux. »
ERNEST LEGOUVÉ.

PARIS
AU BUREAU DE LA SOCIÉTÉ
30, RUE DU DRAGON, 30

JUILLET 1882.

OBÉSITÉ ET MAIGREUR

ESSAI D'HYGIÈNE PRATIQUE

« Il n'est pas nécessaire d'être ennuyeux pour être sérieux. »
ERNEST LEGOUVÉ.

1° Obésité.

C'est à la surcharge extrême du tissu graisseux dans les divers organes que l'on donne le nom d'obésité. Normalement, la graisse agit dans l'organisme comme un pannicule de protection, et comme une substance de remplissage, allégeant, par sa faible densité, le poids général du corps : ce dernier rôle se révèle surtout, dans l'économie humaine, par les fonctions de l'épiploon et des franges synoviales (glandes de Clopton-Havers), destinées à combler les vides qui tendent à se former pendant les mouvements, dans certaines cavités. En outre, la graisse agit chimiquement dans l'organisme comme une réserve de nutrition et de calorique.

Quand l'embonpoint s'exagère, les formes du corps deviennent monstrueuses : la graisse s'accumule au bas des joues, triple le menton, cuirasse le tronc et l'abdomen, matelasse les parois de la poitrine. La taille ne tarde pas à se déformer, puis à disparaître; la figure perd son expression ; des chairs molles et bouffies infiltrent les lignes du visage et empâtent ses mouvements. Le poids du siège et celui du ventre deviennent fort pénibles chez les obèses, surtout en été ; les mouvements sont difficiles ; l'action de se baisser, la position couchée, deviennent autant de supplices. La polysarcie abdomino-crurale prédispose aux hernies (surtout à celle de l'ombilic), et à l'eczéma intertrigineux. Elle compromet d'importantes fonctions. On peut le dire en latin : *pinguia corpora Veneri inepta*, ce que la sagesse des nations a librement traduit : *Bon coq n'est jamais gras*. Réciproquement, les eunuques orientaux et les soprani de Saint-Pierre de Rome se faisaient remarquer par l'opulence de leur tégument graisseux. L'impuissance des obèses tient-elle à la compression des canaux déférents ? Elle tient plutôt, selon nous, à la dégénérescence graisseuse de ces importants organes. Même chez la femme, d'ailleurs, l'obésité amène l'infécondité.

Cependant, en s'attaquant aux parties qui composent le trépied vital (poumons, cœur, cerveau), l'obésité peut compromettre profondément l'organisme et lui porter un coup mortel. Le jeu des poumons s'entrave par l'accumulation de pelotons graisseux sur les parois de la poitrine : au moindre effort, la respiration devient courte, embarrassée. La compression, par la graisse, des nerfs pneumo-gastriques amène des accès de dyspnée et d'*angor pectoris*. Un grand danger réside aussi dans les lésions du cœur, qui, infiltré ou écrasé *(cor adipe obrutum)* par la prolifération graisseuse, se voit troublé dans sa motricité générale et dans le jeu compliqué de ses valvules : l'obèse meurt ainsi par dilatation cardiaque et par arrêt du cœur. Quant à la tête, elle est habituellement congestionnée : le polysarcique est la proie de vertiges continuels ; il est envahi par une somnolence constante à laquelle il ne peut résister. Son cerveau s'altère dans sa nutrition, et ses fonctions nerveuses s'embarrassent et s'émoussent. L'intelligence fléchit de bonne heure, absorbée, pour ainsi dire, dans la déviation de l'économie tout entière. On conçoit que, dans de pareilles conditions, l'aptitude morbide soit exaltée et la résistance vitale amoindrie; on conçoit la vérité réelle du vieil adage hippocratique : « Les obèses ne vivent pas vieux. »

Malgré les troubles fonctionnels si importants que détermine la polysarcie, la faim et la soif continuent de plus belle chez l'homme obèse : l'estomac, ce *maître-archée,* semble vouloir métamorphoser en graisse tous les aliments qu'il ingère. On dirait, selon le mot de Riquetti-Mirabeau, qu'il est des hommes créés pour montrer, *par l'éloquence de la chair*, combien la peau humaine est extensible sans rupture. Le poids de certains obèses est prodigieux. Raige-Delorme en cite un de 800 livres. Le *Javannasch News* de 1863, rapporte l'observation d'un jeune homme de vingt-deux ans qui pesait 300 kilogrammes. Edward Bright, dont la tombe se trouve à Malden (comté d'Essex), est mort à vingt-neuf ans, pesant 320 kilogrammes : il avalait, dans certains paris, cent douzaines d'huîtres, quatre cents petits pâtés, cent verres de vin. Le Docteur Thévenot a vu à Naples un homme si plein de graisse qu'il se promenait dans la mer sans pouvoir enfoncer, malgré ses efforts, plus haut que le nombril. — Pour être membre du Cercle des hommes gras à New-York, il faut peser 200 livres et s'engager à engraisser tous les ans de 20 livres au moins : l'an dernier, le président pesait 415 livres; les deux cents convives du banquet annuel consommèrent ensemble 2,000 livres de poissons et 600 poulets rôtis. Ainsi donc, pendant que chez nous, de malheureux obèses vont sonner sans relâche à la porte de tous les spécialistes *dégraisseurs* et ingurgitent avec espoir toutes les spécialités *dégraissantes*, il y a, de l'autre côté de l'Océan, une importante tribu, qui regarde comme un idéal d'amasser beaucoup de graisse et s'efforce à grands frais d'acquérir des proportions monstrueuses : « Vérité en deçà des Pyrénées, erreur au delà ! »

Nous avons trouvé aux *hommes gras* un patron. Toute Société étant généralement placée sous une invocation quelconque, nous proposons aux Yankees de prendre ce tyran d'Héraclée, Dionusos ou Denys, que, dans une de ses comédies, le poète Ménandre appelait *gros cochon*, expression peu parlementaire, mais bien méritée. — On sait que les anciens méprisaient assez les obèses, et l'on peut remarquer dans l'histoire romaine ce fait curieux, que la puissance des empereurs gras ne valut jamais celle des maigres. La plupart des Césars gras meurent tragiquement : de tout temps la graisse nuisit aux hommes politiques. — Mais revenons à Denys. Elien, dans ses *Histoires merveilleuses*, nous le montre si gras que huit esclaves ne suffisent pas à le mouvoir ; les traits de sa physionomie, *os homini sublime*, sont enfouis sous une couche abondante de lard : ce qui le force à se dérober aux regards sous d'épais rideaux, lorsqu'il paraît en public pour rendre la justice. Ce monstre, qui mourut à quarante-deux ans, littéralement enseveli dans sa graisse, ne pouvait ni se coucher, ni se baisser ; dans l'intervalle de ses copieux repas, il dormait sans cesse, soutenu par des esclaves, et son sommeil était si profond qu'on ne l'en tirait qu'en enfonçant sous sa peau de longues aiguilles, ou en couvrant son corps de sangsues. Bel idéal n'est-il pas vrai, pour le Club des hommes gras ?

***

Malgré l'action oppressive de l'obésité sur les centres nerveux, il faut remarquer cependant que les obèses sont généralement gais. L'obésité est, d'ailleurs, un produit de la civilisation et n'existe pas chez les sauvages : Gasteroea, cette dixième muse de Brillat-Savarin, présidant aux jouissances du goût, est d'une extrême sociabilité. C'est la grande entreteneuse de la polysarcie, dont Plutus a souvent tous les frais à sa charge. Toutefois il faut envisager l'obésité sous son véritable jour, comme le commencement de la décrépitude; en physiologie comme en anatomie, l'engraissement est un *état régressif*, c'est-à-dire une cadavérisation pour les tissus, dont l'organisation supérieure dégénère en éléments cellulaires d'une misérable vitalité.

Néanmoins, de grands hommes furent obèses. L'histoire nous cite les noms d'Epaminondas, dont l'abdomen était si large que trois hommes pouvaient à peine en embrasser la circonférence; Platon, Marius, Thomas d'Aquin, Guillaume-le-Conquérant, Jean Sobieski, le duc de Luynes, le duc de Vendôme, fils du grand roi Henri, etc., étaient affligés de polysarcie. De nos jours, l'obésité a atteint des cerveaux d'élite, obligés par leur incessante fécondité à mener une existence sédentaire. Théophile Gautier a développé quelque part cet amusant paradoxe : l'*homme de génie doit être gras*. Il citait Balzac, « un muid plutôt qu'un homme, » Planche, « qui mérite si mal son nom, » Rossini, « un hippopotame en culottes, » Jules Janin, « l'effondreur de tous les sophas, » le virtuose Lablache « cet éléphant adulte, » etc. En plaisantant agréablement ses fameux contemporains, le grand Théo ignorait l'idée si juste émise ainsi par Bouchardat : « Plus à plaindre que l'avare condamné à garder son trésor, l'obèse doit toujours le porter avec lui. »

Maintenant, où commence l'obésité? Il est temps, croyons-nous, de le définir. D'après la physiologie, le poids de la graisse, par rapport au poids du corps, doit être comme 1 à 20 chez l'homme, comme 1 à 16 chez la femme. M. de Saint-Germain nous donne des éléments d'appréciation plus pratiques en affirmant que, chez l'adulte mâle, le nombre du poids total en livres ne doit pas dépasser sensiblement, à l'état normal, le nombre de centimètres de hauteur. Ainsi, un homme de 1^{m}76, pèsera 176 livres, soit 88 kilos.

Quelles sont les causes qui augmentent les proportions du tissu adipeux? Parfois l'obésité est congénitale, et l'enfant naît avec des proportions qui rendent l'accouchement fort difficile. Souvent aussi elle est héréditaire, et survient à l'âge viril, de trente à trente-cinq ans : sur une statistique de 38 obèses, Chambers a rencontré dans 22 cas, l'hérédité. Dans ces cas, les sujets ont un tempérament lymphatique caractérisé ; ils vivent confinés dans l'oisiveté d'une existence indolente et monastique, dépourvue de travail physique et soigneusement à l'abri des peines morales. L'obésité est, à n'en pas douter, un de ces maux rentrant dans le cadre étiologique ingénieux créé par Mme de Sévigné, de ces affections qui viennent d'avoir « le cul sur selle. » La fréquence de la polysarcie chez les bureaucrates et chez les ecclésiastiques prouve clairement l'action de la tranquillité de corps et d'esprit sur le développement du tissu graisseux. Les idiots, qui réalisent, pour ainsi dire, le type idéal de cette double tranquillité, dépensent le peu qu'ils ont de vitalité organique à amasser beaucoup de graisse.

Nous avons dit que la castration favorise l'engraissement. Le fait est moins constant chez l'homme que chez les animaux, mais il n'est pas moins certain. Les préparations arsénicales, et surtout le mercure (Liégeois), sont aussi des causes de prolifération adipeuse. Le rajeunissement organique et le mouvement nutritif exagéré, que provoquent la convalescence, peuvent aussi parfois, et cela se conçoit aisément, amener l'état polysarcique et l'installer définitivement chez certains sujets.

Il y a des obèses de tout âge, puisque nous avons vu, l'an dernier, M. Hillairet présenter à l'Académie de médecine un polysarcique de six ans. Mais l'obésité survient surtout vers trente ou quarante ans. Elle atteint avec prédilection la femme, à cause de sa vie sédentaire, et simule parfois chez elle l'état de grossesse (*grossesse graisseuse* des vieux auteurs). Les prostituées surtout, alcooliques et inactives, tournent rapidement en graisse. L'obésité envahit la femme principalement à la ménopause, quand se ferme ce que l'on peut appeler la *soupape de sûreté* de l'organisme féminin. Aussi, quand vous entendez dire que l'âge critique est l'enfer du beau sexe, soyez persuadé que c'est moins à cause des maladies qui menacent les femmes à cette époque, qu'à cause des déformations navrantes de sa taille par un disgracieux développement de la graisse.

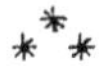

Si la déviation de nutrition qui constitue l'obésité reconnaît pour cause certaine « pas assez de dépenses, » son facteur primordial est « trop de recettes. » L'origine de la polysarcie est presque toujours dans l'exagération alimentaire, et surtout dans l'abus des aliments gras, féculents et sucrés, dont la transformation graisseuse est une des conditions de notre chimie biologique. Mais il paraît probable, surtout d'après les expériences de Schmidt sur des chiens, que même les aliments azotés exclusifs, albumine, fibrine, caseine, etc., à la faveur d'opérations chimiques encore mal déterminées, sont capables de se transformer dans l'organisme vivant en matières grasses, puis de s'organiser en tissu adipeux. Ainsi, dans l'organisme mort, on voit des tissus musculaires longtemps enfouis dans certains terrains humides, se transformer en matières grasses ; c'est ce que notre Fourcroy nommait *gras de cadavre*. Mais ce sont principalement les substances alimentaires graisseuses qui créent la polysarcie : certains estomacs les tolèrent d'une manière incroyable. Tous les organismes ou presque tous se les assimilent sans difficultés, donnant raison aux physiologistes qui nous montrent les graisses s'absorbant en nature, sans avoir besoin d'un travail digestif complet. mais seulement après avoir été préalablement émulsionnées par la bile et par le suc pancréatique.

L'abus des boissons aqueuses. alcooliques et gazeuses est également une cause puissante de polysarcie. C'est en insistant surtout sur la diète sèche que les entraîneurs de boxe et de sport arrivent à obtenir des sujets maigres. C'est en faisant boire les bestiaux que les éleveurs obtiennent de remarquables succès d'engraissement. Quant à l'alcool, il constitue non seulement un aliment d'épargne qui ménage la combustion des graisses, c'est encore un *stéatogène* avéré. A l'autopsie micrographique des ivrognes, on découvre, dans le sérum sanguin et dans le tissu hépatique, de nombreux globules graisseux.

On peut donc pressentir dès maintenant, d'après ces seules données étiologiques que, s'il est un élixir *anti-obésitas* (comme le disent peu élegamment certains industriels), cet élixir sera l'élixir *sobrietas*.

En thérapeutique, le luxe décèle souvent la misère. En fait de médicaments, on a tout préconisé contre l'obésité. Nous nous arrêterons aux médications principales. Les alcalins en sels artificiels, et mieux en eaux naturelles, sont parfois indiqués pour les obèses diabétiques ou en voie de le devenir. On a dit que le bicarbonate de soude saponifiait la graisse et rendait ainsi sa résorption plus facile. Trousseau préférait l'eau de chaux, moins anémiante que le sel de soude; il en donnait 50 grammes par jour. On a prescrit le tannin, naturellement sans autres résultats que des gastralgies. On a été jusqu'à préconiser l'éther. sous prétexte qu'il dissout les corps gras ! Bertherand a récemment conseillé l'*erythroxylum coca* avec un certain succès, paraît-il.

Les toniques et les ferrugineux sont parfois très utiles pour lutter contre l'appauvrissement du sang et la dyscrasie de la nutrition. De même l'iode et les iodures, prescrits avec ménagements, ont rendu quelques services, quand le lymphatisme a nettement préludé à l'infiltration graisseuse des tissus. C'est à la faveur de l'iode qu'agit le *fucus vesiculosus* ou chêne marin, tant vanté naguère, et dont le moindre défaut est d'amener des nausées et des troubles digestifs. Les purgatifs salins font chez les polysarciques, selon le mot de Gubler, une *saignée séreuse* utile. C'est dans ce but qu'on leur a prescrit l'eau de mer à l'intérieur, et que l'on pratique aujourd'hui chez nous la cure hydrominérale de l'obésité à Montmirail, à Châtel-Guyon et principalement à Brides, en Savoie, où elle donne des résultats surtout parce qu'elle est accompagnée d'un régime diététique et hygiénique particulier. A Kissingen et à Marienbad, on dit que les hôteliers allemands font manger à leurs clients des soupes préparées avec des eaux purgatives ; c'est ainsi qu'ils les amaigrissent, mais au grand détriment de leur tube digestif.

* * *

Il faut bien le dire : la cure de l'obésité n'est point l'affaire des drogues. Les agents physiques et le régime alimentaire suffisent, dans les trois quarts des cas, à l'émaciation des sujets, et, dans tous les cas, les arment suffisamment pour résister à l'action envahissante de la graisse.

Parlons d'abord des agents physiques, avant de traiter l'importante question du régime bromatologique.

Cœlius Aurelianus recommandait aux obèses la lutte

perpendiculaire. Autant vaudrait commander à Abailard (après la lettre) d'avoir du satyriasis! Ne tombons pas dans ce travers, et considérons tout exercice violent comme un moyen préventif, mais non curatif de la polysarcie. On a procédé parfois à la cure d'émaciation en provoquant d'abondantes sueurs par un bain turc suivi de douche froide : ce moyen peut être dangereux et causer des congestions internes. Il vaut mieux recourir discrètement à l'hydrothérapie qui, en excitant la vitalité des tissus, peut modifier la nutrition compromise; les frictions et massages aideront l'action de l'eau froide. Le bain froid et surtout le bain de mer (aidé de l'air marin), par le choc et la pression du liquide, la soustraction du calorique et l'excitation de la peau tonifiée, entravent la marche de la polysarcie, surtout quand la natation vient aider l'action résolutive, en contractant la musculature amollie. Quant au bain chaud, les personnes grasses doivent s'en méfier; il relâche le tissu cellulaire et favorise son infiltration graisseuse. La pneumothérapie, ou balnéation dans l'air comprimé, rend aussi des services, d'après les observations de nos distingués confrères parisiens les Drs Fontaine et Daupley; l'air comprimé active les combustions organiques et, en excitant la nutrition languissante, peut aider à la résorption des éléments graisseux en excès.

L'obèse habitera un lieu sec et élevé. Il fera sans cesse de l'exercice. Régulièrement, une promenade à pied. d'une longueur progressive, le matin *à jeun*. Il y ajoutera la pratique des haltères, celle de la rame et de la natation, les travaux manuels pénibles du labourage, l'usage de l'escrime et de la gymnastique. D'après le Dr de Saint-Germain, l'équitation est un exercice passif assez facile aux obèses, et qui entraîne, par la fatigue et la sueur, un réel amaigrissement.

Les obèses ont (nous l'avons dit) une grande tendance

au sommeil, et le repos offre pour eux d'invincibles attraits. Il était bien digne d'être obèse, notre vieux Mathurin Régnier, qui écrivit ces deux vers suant singulièrement la paresse :

> Ah! que c'est chose doulce et fort bien ordonnée,
> Dormir dedans un lict la grasse matinée!

C'est par une alimentation appropriée et surtout par un sommeil prolongé, que les Turcs conduisent leurs femmes à cet excessif embonpoint qui constitue pour eux le signe de la beauté féminine. L'obèse fuira donc le lit, comme un de ses plus cruels ennemis. Son sommeil ne dépassera pas six ou sept heures et sera expressément interdit après les repas.

Mais, arrivons au régime diététique de la polysarcie, qui constitue le côté vraiment pratique de l'hygiène de l'homme gras. Il faut restreindre par le régime la quantité d'aliments, mais non point seulement, comme le veut Michel Lévy, « jusqu'à la limite au-dessous de laquelle on ne se sent plus restauré. » Il faut franchir cette limite. L'obèse doit quitter la table avec la faim; peu à peu cette sensation diminuera, à mesure que l'estomac perdra ses habitudes tyranniques de plénitude : l'économie s'habitue vite à l'absence d'une alimentation succulente prise en excès et disproportionnée avec les dépenses organiques. Il suffit, pour cela, de résister à la faim et à la soif. On commencera par supprimer, sans rémission, le premier repas du matin, que l'on remplacera avantageusement par l'exercice. *Semel comedere angelorum est; bis eadem die, hominum; frequentius, brutorum*, dit un aphorisme ancien souvent cité.

L'obèse boira le moins possible; il supprimera toute

libation faite entre les repas. Il évitera, en mangeant, les aliments trop salés, qui provoquent la soif et amènent, par osmose, une diffusion aqueuse dans les tissus, favorisant puissamment la formation de la graisse. Il restreindra considérablement l'alcool, la bière (et surtout le *stout*), le porto, le cidre, le champagne et les eaux gazeuses. Il évitera le lait, qui n'est qu'une émulsion (puisque les globules de lait ne sont autre chose que des globules graisseux entourés d'une mince enveloppe albuminoïde). Il boira aux repas un vin acide, jeune, léger : le vin blanc convient mieux, parce qu'il est moins nutritif, et surtout parce que son pouvoir diurétique entraîne, par le *grand égout collecteur de l'économie*, les matériaux de désassimilation ; l'urine est la lessive du sang ; la diurèse favorise donc l'élimination de la graisse, jusqu'à un certain point. Mais, nous le répétons, il faut boire le moins possible ; le régime émaciant est surtout un régime *xérophagique*. Dans quelques cas, enfin, certains vins de Bordeaux, riches en tartrate de fer, peuvent avoir une action tonique utile au traitement.

L'obèse s'abstiendra de corps gras, beurres, graisses, huiles, gras de viande, noix, olives, etc. Les huiles végétales, moins absorbables que les graisses animales, lui sont évidemment moins nuisibles. Il s'abstiendra de féculents, pâtes, vermicelle, tapioca, pommes de terre, riz, haricots, sagou, salep, arrow-root. Le macaroni, qui est du gluten presque pur, peut être toléré. Parmi les farineux en général, c'est le maïs qui est le plus nuisible à l'obèse ; son pouvoir *adipogène* est considérable. L'obèse évitera le sucre, les bonbons et surtout le chocolat (riche non seulement en sucre, mais en corps gras). les fruits sucrés, tels que les abricots, poires, betteraves, cerises douces. On peut lui permettre le melon, parce que ce fruit est généralement laxatif.

Le pain sera fait avec de la farine de second choix,

mêlée même avec du son. On évitera le pain grillé, que Banting interdit formellement. L'obèse fuira autant que possible les mets succulents, les ragoûts, le foie. la cervelle, les rognons des animaux, et parmi les volailles il évitera le canard et l'oie, pour manger plutôt le poulet et le dindon. Comme viandes, il recherchera surtout la chair du bœuf et du mouton grillée ou rôtie. Comme poissons, il aura la sole, la barbue, le bar, le turbot; il fuira la laitance et les œufs de poisson, le saumon, la raie, et par dessus tout, l'anguille, poisson graisseux. Le repas du soir, très léger, pourra consister en aliments légers et légumes frais herbacés : l'asperge, dont Hippocrate vante les vertus astringentes, l'oseille, les tomates, les fruits acides, tels que les oranges, fraises, framboises, groseilles, cerises aigres, pommes. Nous permettons l'usage modéré du bouillon dégraissé, du café sans sucre et surtout du thé, qui est tonique et désassimilateur. En Angleterre, cette infusion joue un grand rôle dans le régime de *l'entraînement* : elle constitue pour les jockeys l'unique boisson qu'on leur distribue avec parcimonie.

2° Maigreur.

Ogni medaglia ha il suo riverso. Le proverbe italien s'applique fréquemment aux questions biologiques, et c'est souvent dans le même cercle que tourne l'hygiéniste, surtout s'il recherche, comme nous, la vulgarisation. Nous nous dispenserons donc de répéter, à propos de la maigreur, tout ce que nous venons de dire à propos de l'obésité. Dans ces questions d'hygiène à double face, il suffit souvent de retourner une phrase pour percevoir, par transparence, la portée complète de l'idée qu'elle renferme.

La plupart des maladies aiguës et chroniques provoquent plus ou moins l'amaigrissement; cet amaigrissement ne consiste pas, le plus souvent, dans la simple disparition de la graisse, mais dans la diminution, parfois poussée jusqu'au marasme, dans le volume général du corps. C'est ainsi que la phthisie et certaines formes de cancers squelettisent littéralement les malades. Ce n'est point de cette maigreur accidentelle, atrophique, souvent incurable, rivée en tout cas intimement à une maladie primitive, que nous voulons traiter ici : c'est de la maigreur constitutionnelle ou acquise, jusqu'à un certain point compatible avec une excellente santé, et dont les causes, comme la prophylaxie et la curation, dépendent des modificateurs hygiéniques.

Sous l'influence d'une des raisons que nous allons développer, de l'insuffisance alimentaire, par exemple, on voit la graisse, substance très oxydable, disparaître assez rapidement, et la première, de l'organisme affaibli. Les côtes deviennent saillantes, les joues caves, le ventre plat; les articulations semblent plus grosses, par suite de la disparition de la graisse qui matelassait leurs saillies; les yeux s'enfoncent dans les orbites, par suite de la disparition de la graisse rétro-orbitaire.

Brillat-Savarin définit la maigreur « l'état d'un individu dont la chair laisse apercevoir les formes et les angles de la charpente osseuse. » Cette définition, quoique peu scientifique, dit assez bien ce qu'elle veut dire. Elle dit combien est disgracieuse la forme humaine amincie et décharnée; elle dit que « toute femme maigre désire engraisser, » quoique la santé soit très compatible avec la maigreur; quoique la maigreur, même extrême, soit infiniment plus agréable pour la femme que l'obésité, même peu marquée. La maigreur constitutionnelle, en effet, donne souvent la vigueur et l'agilité au physique, le courage et la volonté au moral; mais elle coïncide généralement avec le tempérament nerveux, poison de tant d'existences; de plus, elle appelle de bonne heure, sur la face, les rides, et sur tout l'individu, le cortège des apparences d'une précoce sénilité.

***

Souvent héréditaire et congénitale comme la polysarcie, la maigreur peut reconnaître pour causes l'inanition, un mauvais estomac, une alimentation insuffisante ou vicieuse. L'usage des acides et notamment du vinaigre, auquel trop de jeunes femmes ont encore recours, prenant à la lettre le précepte de l'*Ars amatoria* d'Ovide :

Palleat omnis amans, color hic est aptus amanti.

est un puissant agent d'émaciation, surtout parce que les acides enrayent les transformations et empêchent l'assimilation des aliments amylacés, tout en détériorant à la fois le tube digestif. L'abus de l'alcool, de l'eau de mélisse, de la liqueur d'absinthe, agit également dans le même sens, et annihile rapidement l'appétit. Les ténias et autres parasites entozoaires, font maigrir les sujets qui en sont porteurs, surtout parce que ces vers se développent à leurs dépens. Les grandes chaleurs de l'été et surtout les climats chauds, par les pertes incessantes qu'ils nous infligent, dessèchent singulièrement certains organismes. On voit des personnes dont le poids offre en hiver et en été des variations notables. Dans nos climats pourtant, les individus sont toujours moins gras au sortir de l'hiver, parce qu'ils viennent de brûler leur graisse pour conserver normale leur température organique. C'est ce qui explique également pourquoi les Esquimaux absorbent tant d'huile.

L'âge, en diminuant la proportion d'eau que renferment nos organes, est une sérieuse cause d'émaciation ; en vieillissant, tous les êtres organisés perdent physiologiquement leur eau de constitution. Le corps humain contient deux tiers d'eau ; plus on est jeune, plus on en renferme, et les parties du corps les plus importantes sont aussi les plus aqueuses. Quant à la graisse, elle est formée d'eau pour les 5/6 de son poids.

Les troubles de nutrition qui s'opèrent au moment de la croissance, les excès de travail physique, les professions pénibles, l'allaitement prolongé, l'abus des plaisirs de l'amour, en un mot, toutes les causes qui affaiblissent l'organisme et diminuent le taux vital, sont autant de causes actives de maigreur. Les causes morales. surtout lorsqu'elles troublent profondément les fonctions élevées du système nerveux, ont, à cet égard, une action sur laquelle il faut insister : la dépression mentale est, pour ainsi dire, exclusive de l'engraissement. C'est dans ce sens que Th. Gautier a pu dire que « le rêve est peu substantiel et peu propre au développement des régions abdominales. » Les chagrins, les douleurs, les passions contrariées et violentes, la vie agitée, l'excès de travail cérébral, la jalousie, le jeu..., voilà des émaciants de premier ordre, dont tous les esprits un peu observateurs peuvent tous les jours apprécier la valeur active, hors de toute discussion. Ils produisent d'abord un malaise, un état de faiblesse irritable et d'énervement entrecoupé de fièvre et de sueurs ; puis l'appétit, déjà compromis, se perd complètement. La maigreur ne tarde pas à apparaître alors, surtout si aux actions délibitantes morales s'ajoute (chose fréquente) la privation du sommeil : « La veille dessèche, disait le Père de la Médecine, et le sommeil humecte. »

La première indication du traitement de la maigreur, c'est de supprimer ses causes, si l'on en trouve de palpables, ce qui a presque toujours lieu quand on cherche bien. Le séjour à la campagne, où l'esprit trouve le repos et le corps la vigueur. devra être conseillé. On évitera l'atmosphère du littoral méditerranéen qui, d'après Cazenave de la Roche, pousse à la maigreur. On supprimera toute cause d'affaiblissement ; on instituera une bonne hygiène, on évitera toute cause de refroidissement et de sudation exagérée. Le sommeil sera de huit heures au moins ; tous les quatre jours, on prendra un bain chaud prolongé pour relâcher les mailles du tissu cellulaire.

Ici encore, *in alimentis médicamenta sunt*. L'alimentation générale sera copieuse et nourrissante. On ingurgitera, après les avoir mâchés avec soin, des aliments réparateurs. L'hiver seul permet la tolérance absolue de la *diète grasse*, régime analeptique qui devra être aidé de condiments appropriés : huile de foie de morue, 3 ou 4 cuillerées par jour, saupoudrées de sel gris pulvérisé ; tartines de beurre frais chloro-bromo-ioduré de Trousseau (un aliment médicamenteux excellent), renfermant pour 125 grammes de beurre frais, 2 grammes de chlorure de sodium, 20 centigrammes de bromure potassique et 5 centigrammes d'iodure. L'huile de foie de morue est le nutriment stéatogène par excellence ; il renferme, sous un petit volume, les plus riches éléments d'engraissement. On recommandera au sujet maigre une alimentation généralement inverse de celle qui fait la base du traitement antipolysarcique : lait naturel, crême de lait dans du café, du kirsch ou du chocolat, farine lactée, racahout, pain bien cuit et bien levé, fait avec de la farine de premier choix. Parmi les potages, nous recommandons les pâtes alimentaires, et surtout les *gaudes*, farine de maïs au lait, avec laquelle les Orientaux engraissent leurs femmes et les Strasbourgeois leurs oies. Les œufs, le lait de poule, les animaux entiers. (huîtres, moules, escargots, écrevisses), les cervelles des jeunes animaux, les poissons défendus à l'obèse, le sucre, les confitures, le miel (qui n'est qu'une solution concentrée de sucre mêlée de gomme et de cire), sont très favorables à la production de la graisse. L'ampélothérapie ou cure de raisins est un moyen que l'on peut également employer, avec de grandes chances de succès. Mais, il faut surtout compter sur la diététique suivante : autant que le permettra la tolérance de l'estomac, ingurgiter des corps gras, du beurre, des huiles, des viandes noires grasses, des pâtés de foie de volailles, du porc sous toutes ses formes. Aux repas, boire un bon vin tonique. coupé avec une eau naturelle arsénicale comme la Bourboule, ou mieux alcaline-arsénicale comme Vals Saint-Louis. Deux ou trois fois par jour, on boira, en outre, dans l'intervalle des repas, un verre d'extrait de malt, de *stout*, ou d'une bière allemande bien préparée.

Dr E. MONIN

Paris. — Imp. CHAIX (Succ. B), rue de la Sainte-Chapelle, 5. — 3435 bis-2.

BUREAU DE LA SOCIÉTÉ FRANÇAISE D'HYGIÈNE

1882.

Président d'honneur : S. M. Don Pedro II, Empereur du Brésil;

Président : M. Marié-Davy;

Vice-Présidents : MM. Durand-Fardel, Moutard-Martin, Bonnafont, Muller;

Secrétaires : MM. de Pietra Santa, Joltrain, Saffray, Ménière (d'Angers), Landur, G. Meynet.

Membres du Conseil d'Administration :

MM. Durand-Claye, Péan, Limousin, Passant, Tollet, Calvo, Mallez, Brochard, Ladreit de Lacharrière, Domerc (*Paris*).

MM. Maurin, Lecadre, Rampal, Nivet, Evrard, Houzé de l'Aulnoit, Levieux, G. Trapenard, Farina, Tourasse (*Province*).

Trésorier : M. Tréhyou.

Bibliothécaire : M. Dromain. — *Archiviste :* M. Monin.

Chef du Laboratoire : M. E. Lebaigue.

Organe de la Société.

JOURNAL D'HYGIÈNE

CLIMATOLOGIE

EAUX MINÉRALES, STATIONS HIVERNALES ET MARITIMES, ÉPIDÉMIOLOGIE

Bulletin des Conseils d'Hygiène et de Salubrité

PUBLIÉ PAR

Le Dr PROSPER DE PIETRA SANTA

Le Journal paraît tous les Jeudis.

20 francs par an — **30, rue du Dragon**

PARIS

IMPRIMERIE CHAIX (S. B), RUE DE LA SAINTE-CHAPELLE, 5, PARIS. — 3436-2.

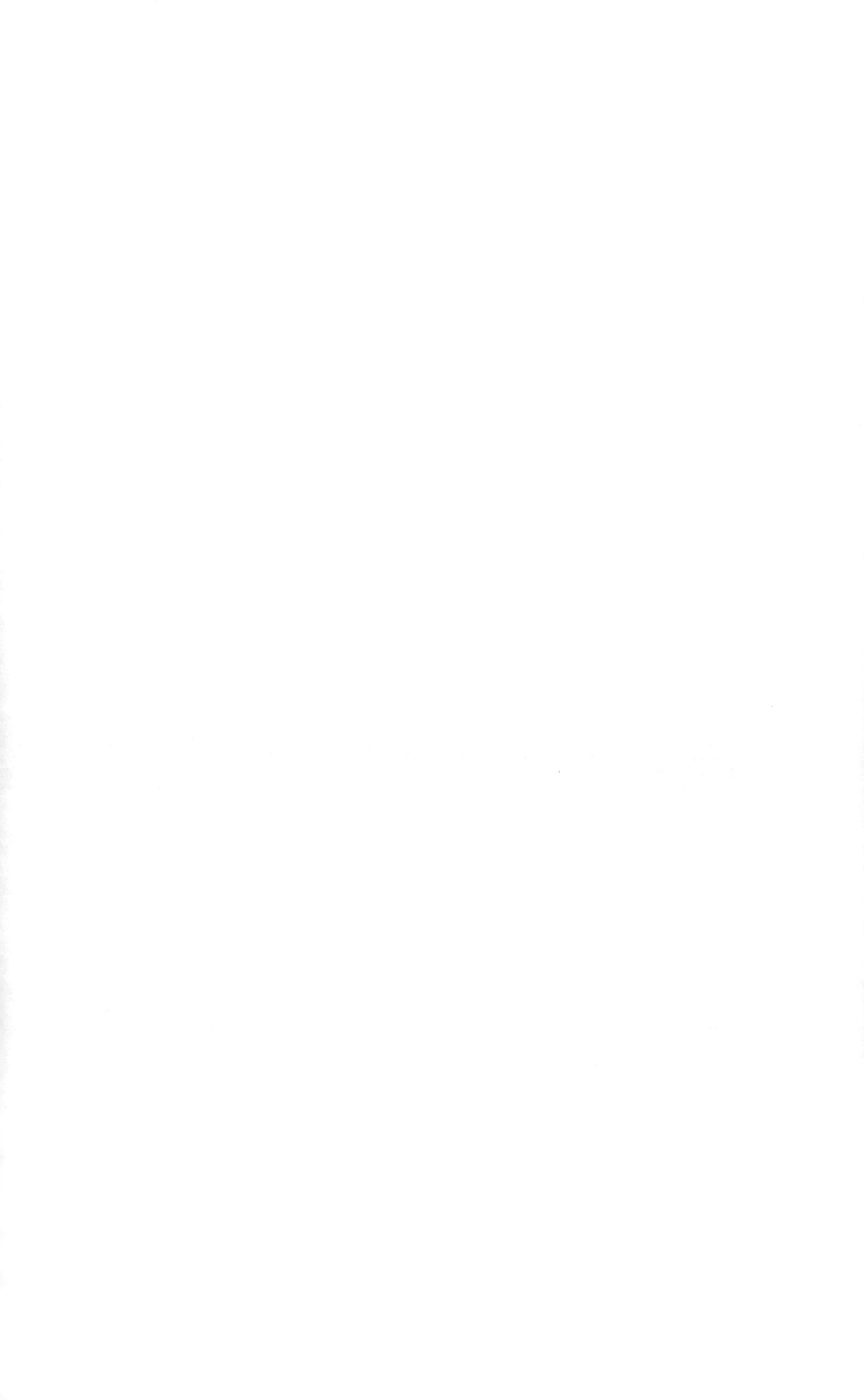

www.ingramcontent.com/pod-product-compliance
Ingram Content Group UK Ltd.
Pitfield, Milton Keynes, MK11 3LW, UK
UKHW020454220726
13923UKWH00006B/2530